AF586553

ÉTUDE

SUR LE

SÉRUM DE CONVALESCENT DANS LA ROUGEOLE

ETUDE

SUR LE

Sérum de Convalescent dans la Rougeole

PAR

Paul GARCIN-NICOLAS

DOCTEUR EN MÉDECINE

ANCIEN INTERNE PROVISOIRE DES HOPITAUX DE MARSEILLE

MONTPELLIER
IMPRIMERIE FIRMIN ET MONTANE
3, Rue Ferdinand-Fabre, 3

1924

PERSONNEL DE LA FACULTE

Professeurs

Anatomie	MM. **GILIS.**
Histologie	**VIALLETON.**
Physiologie	**HEDON.**
Chimie biologique et médicale	DERRIEN.
Physique médicale	**PECH.**
Botanique et histoire naturelle médicales	N...
Anatomie pathologique	GRYNFELTT.
Microbiologie	LISBONNE.
Pathologie et thérapeutique générales	BOSC.
Pathologie médicale et clinique propédeutique	RIMBAUD.
Thérapeutique et matière médicale	**VIRES.**
Hygiène	**BERTIN-SANS (H.)**
Médecine légale et médecine sociale	GAUSSEL.
Clinique médicale	**DUCAMP.** **VEDEL.**
Clinique chirurgicale	**FORGUE,** *assesseur.* **ESTOR.**
Clinique obstétricale	**VALLOIS.**
Clinique des maladies mentales et nerveuses	EUZIERE, *doyen.*
Clinique ophtalmologique	**TRUC.**
Clinique des maladies des enfants	LEENHARDT.
Clinique chirurgicale infantile et orthopédie	MASSABUAU.
Clinique gynécologique	DE ROUVILLE.
Clinique d'oto-rhino-laryngologie	MOURET.
Clinique des maladies des voies urinaires	JEANBRAU.
Accouchements (ch. d. c.)	P. DELMAS.

Honorariat

Doyens honoraires: MM. VIALLETON et MAIRET.
Professeurs honoraires: MM. E. BERTIN-SANS, RODET, BAUMEL, TEDENAT, MAIRET et GRANEL.

Secrétaires honoraires: MM. GOT et IZARD

Chargés de Cours complémentaires

Anatomie	MM. **DELMAS (J.).**
Clinique propédeutique de chirurgie	RICHE.
Clinique des maladies syphilitiques et cutanées	MARGAROT.
Médecine opératoire	**SOUBEYRAN.**
Pathologie chirurgicale	ETIENNE.
Accouchements	P. DELMAS.
Pharmacologie	GALAVIELLE.
Matière médicale	CABANNES.
Clinique des maladies des vieillards	BOUDET.
Pathologie médicale	CARRIEU.
Physiologie	HEDON (L.).
Histologie	TURCHINI.
Chimie appliquée à la clinique	FLORENCE.
Stomatologie	Dr **WATON.**

Agrégés en exercice

Médecine	MM. MARGAROT. GIRAUD. BOUDET. CARRIEU.	Chirurgie	MM. RICHE. ETIENNE. LAPEYRE
		Histoire natur.	GALAVIELLE CABANNES.
Anatomie	DELMAS (J.).	Physique	LAMARQUE.
Chimie	FLORENCE.	Ophtalmologie	VILLARD.
Histologie	TURCHINI.	Physiologie	HEDON (L.).

Examinateurs de la thèse:

MM. DUCAMP, professeur, *président.* | MARGAROT, agrégé.
LISBONNE, professeur. | GIRAUD, agrégé.

La Faculté de Médecine de Montpellier déclare que les opinions émises dans les dissertations qui sont présentées doivent être considérées comme propres à leur auteur et qu'elle n'entend leur donner ni approbation, ni improbation.

A MA FEMME

En gage d'avenir.

A MES PARENTS

En faible témoignage de mon affection filiale.

A LA MÉMOIRE DE MA SŒUR MARIE

Sa vie de dévouement et d'abnégation est pour nous un exemple.

A MON BEAU-PÈRE, LE DOCTEUR J. NICOLAS

Qui m'aida de ses conseils très autorisés et très affectueux.

MEIS ET AMICIS

A TOUS MES MAITRES
DE L'ÉCOLE DE MÉDECINE ET DES HOPITAUX
DE MARSEILLE

P. GARCIN-NICOLAS.

A MON PRÉSIDENT DE THÈSE

MONSIEUR LE PROFESSEUR DUCAMP

PROFESSEUR DE CLINIQUE MÉDICALE A LA FACULTÉ DE MONTPELLIER

CHEVALIER DE LA LÉGION D'HONNEUR

A MON JURY DE THÈSE

P. GARCIN-NICOLAS.

AVANT-PROPOS

Au terme d'une étape déjà longue, souvent le voyageur se recueille, et, mesurant l'effort qu'il lui reste à fournir pour atteindre le but de son voyage, se rappelle avec reconnaissance ceux qui l'ont aidé à franchir les obstacles qui ont surgi sur son chemin.

De même, parvenu au terme de nos études médicales, nous jetons un regard confiant sur l'avenir, sans méconnaître toutefois les prochaines luttes de la vie. Certes, nous voyons combien vont être lourdes les responsabilités de notre nouveau rôle social; combien nombreuses sont les difficultés qu'il nous faudra surmonter; combien rigides sont les devoirs imposés par cette profession, si noble et si belle que d'aucuns l'ont appelée un sacerdoce.

Et c'est pourquoi, à l'heure où se produit dans notre vie un tel changement, nous éprouvons le besoin de jeter sur le passé un rapide regard.

Au plus lointain de notre souvenir, nous revoyons l'exquise bonté de nos chers parents, s'efforçant de former notre esprit et notre cœur: notre amour filial ne peut que faiblement leur en exprimer notre reconnaissance. Puis vinrent nos maîtres du collège, qui, développant notre mémoire, façonnant notre intelligence, nous ont permis d'aborder les études médicales: ce serait être ingrat que de ne point les en remercier.

En pleine tourmente, en 1916, nous pénétrions dans les hôpitaux. Notre premier guide nous apprenait auprès de ses malades les services multiples que rend la petite chirurgie, le faisait avec une bonté et une sollicitude toute paternelles, lui dont le cœur saignait cependant si cruellement: nous sommes heureux de pouvoir dire ici au docteur Louge combien nous le remercions.

La mobilisation nous faisait trouver à Lyon un maître aussi savant que dévoué. Avec une exquise amabilité le docteur Vallin nous initiait sans effort à la pathologie interne et plus spécialement à celle de l'appareil pulmonaire: nous lui en gardons un souvenir reconnaissant.

Est-il vraiment nécessaire d'insister sur ce que fut notre vie de médecin auxiliaire dans un bataillon d'infanterie?... Souhaitons de ne jamais revivre les spectacles parfois atroces qui ont ému notre cœur; rappelons-nous simplement les heures de réconfort dues à la cordiale et franche amitié de nos camarades de front.

A peine démobilisé, nous étions admis dans le service du docteur Piéri: nous ne saurions assez le remercier de ce qu'il nous a appris.

Le professeur Guérin-Valmale nous accueillait ensuite; à ses savantes leçons, il eut la bonté d'ajouter des témoignages fréquents d'une sympathie qui nous honorait et nous touchait profondément: qu'il en reçoive aujourd'hui notre souvenir ému et reconnaissant.

Un séjour trop rapide dans le service du professeur Olmer nous faisait regretter de ne pouvoir profiter plus longtemps de ses précieux enseignements cliniques.

Notre internat dans le service du docteur François nous permettait de continuer notre éducation médicale sous l'égide d'un guide aussi savant que bon conseiller: nous le remercions de tout cœur.

Que notre beau-père, le docteur Nicolas, qui vient de guider nos derniers pas dans la carrière médicale, nous apprenant par son exemple tout l'amour et le respect qu'elle doit nous inspirer, reçoive ici le témoignage de notre filiale affection.

Que nos aînés qui ont bien voulu nous aider dans la préparation de nos divers concours, que les camarades avec lesquels nous avons particulièrement travaillé, reçoivent ici, avec notre meilleur merci, l'assurance du reconnaissant souvenir qui s'attache aux noms des docteurs Paul Vaudey, Edouard Gamel, L. Gasquet, J. Raybaud, J. Zuccarelli..

Merci enfin à tous nos maîtres de l'Ecole de Médecine et des hôpitaux de Marseille.

ÉTUDE

SUR LE

SÉRUM DE CONVALESCENT DANS LA ROUGEOLE

INTRODUCTION

Les questions de sérothérapie et de vaccinothérapie sont, depuis quelques années, l'objet de travaux patients et méthodiques. Les progrès réalisés dans la prophylaxie de certaines maladies, telles que la variole, la fièvre typhoïde, par exemple, ont incité les auteurs à la recherche de mesures semblables pour d'autres maladies tout aussi meurtrières. C'est ainsi que récemment la rougeole fut l'objet d'études importantes et originales que nous allons décrire dans le cours de cet essai.

Notre étude va naturellement se diviser en deux parties :

Dans la première, nous rappellerons en quelques lignes les données étiologiques importantes de la rougeole, données desquelles découle toute la question de l'immunisation antimorbilleuse ; puis nous étudierons la façon de réaliser la prophylaxie de cette maladie.

Dans la seconde partie, nous aborderons les questions de sérothérapie et de vaccinothérapie antimorbilleuse. De leur étude découleront les appréciations que nous nous croyons autorisé à émettre sur les résultats déjà obtenus ainsi que sur l'avenir thérapeutique de cette méthode.

CHAPITRE I

LA ROUGEOLE — SES DONNEES ESSENTIELLES SA PROPHYLAXIE GENERALE

Définition. — La rougeole est une maladie infectieuse, spécifique, épidémique et contagieuse, caractérisée cliniquement par une éruption spéciale occupant les muqueuses et la peau.

Facteurs de fréquence et d'immunité. — Extrêmement commune dans nos régions, peu de sujets y échappent.

Weill et Boca, en 1921, ont fait remarquer combien elle était rare dans les six premiers mois de la vie. Cette particularité serait due probablement à une immunité passagère, transmise de la mère au fœtus, par le sérum transsudant, à travers le filtre placentaire. Cependant, si la mère a échappé jusqu'alors aux atteintes de la rougeole, il est vraisemblable que l'enfant ne doit pas posséder l'immunité signalée: on connaît des cas d'atteinte avant cet âge, et l'affection est alors généralement bénigne, ainsi qu'en témoignent les cas de Schulze (Contagion *in utero;* éruption typique au sixième jour d'âge); de Meininger (Contagion à la naissance; éruption au quatorzième jour); de Ugon (trois enfants de 1 à 2 mois).

Nassau pense que cette immunité presque générale ne

doit pas être attribuée à un apport congénital, mais à l'incapacité des tissus des nouveau-nés à fournir les conditions nécessaires au développement de l'affection. Pourtant, les enfants peuvent être porteurs de germes, et cette considération est importante.

Quoi qu'il en soit, un fait reste saillant: la non contagion habituelle du nourrisson avant le sixième mois.

La rougeole se rencontre surtout chez les enfants de 3 à 10 ans, et c'est à cet âge que la mortalité est la plus forte, particulièrement dans les classes pauvres, à l'hôpital, dans les crèches, les pouponnières, et toutes les agglomérations d'enfants, où elle cause de terribles ravages. Dans les milieux aisés, où les enfants bénéficient d'une meilleure hygiène et sont moins exposés à la contagion, elle revêt le plus souvent un caractère bénin.

L'état de santé de l'enfant influe beaucoup sur l'apparition et la gravité de la rougeole: ce sont les débiles, les chétifs, les cachectiques, les tuberculeux, ceux qui sont atteints ou convalescents d'une maladie infectieuse, qui donnent le plus fort contingent de rougeoles graves, et aussi de mortalité.

Les plus mauvaises conditions sont donc réunies à l'hôpital, ou il y a à la fois agglomération et mauvais état général des enfants.

Après 10 ans, la rougeole devient plus rare, mais se voit encore couramment jusque vers 25 ans. On signale des épidémies de casernes atteignant ceux qui n'ont pas été contagionnés jusqu'alors. Passé cet âge, les rougeoles de l'adulte sont rares. On relève pourtant des épidémies dans lesquelles tous les sujets, sans distinction d'âge, furent atteints; mais il s'agit alors de pays où la population était restée indemne jusque-là (Iles Féroë, en 1846).

En principe, la rougeole donne l'immunité. Mais cette

loi générale subit des exceptions (7 %, d'après Trojanowski). Les récidives sont dues en général au terrain: le sujet est un mauvais fabricant d'anticorps et réagit mal à l'infection; l'immunité qu'il acquiert est de courte durée et une seconde, une troisième atteinte peuvent se voir. Il est à noter que ces rougeoles de réinfection sont en général bénignes, même en cas d'épidémies particulièrement virulentes: le sujet a été partiellement immunisé; il a été à même de combattre la virus morbilleux, mais il n'a fait que l'atténuer, et l'infection se déclare plus légère.

De même, en cas de virulence excessive, un sujet normalement immunisé peut faire une rougeole légère.

Tous ces cas de réinfection sont dus à une disproportion entre les défenses de l'organisme et la virulence de l'agent pathogène.

Epidémiologie. — Dans les grandes villes, la rougeole existe à l'état endémique, mais se manifeste sous forme d'épidémies, surtout l'hiver.

Les statistiques de léthalité varient avec les épidémies, avec toutes les conditions de milieu et de santé que nous relations plus haut et aussi avec les saisons et les conditions atmosphériques. C'est ainsi que les stastistiques des auteurs sont d'une extrême variabilité.

L'épidémie qui a sévi durant l'hiver 1922-23 a été d'une extrême violence et compte parmi les plus cruelles que nous ayons eu à enregistrer. Sa virulence a incité de nombreux médecins chargés de services d'enfants à expérimenter la méthode de sérothérapie de Nicolle et Conseil. Aussi, bon nombre de travaux datent-ils de cette époque.

Au cours de cette épidémie, le nombre des rougeoles déclarées dépasse 50 % du chiffre de fréquentation moyenne des crèches, et le nombre des décès connus a été de 20 % des cas de rougeole déclarés. Certaines épidémies d'hôpitaux dépassent ces chiffres, et on a pu retenir jusqu'à 50 % et même davantage de mortalité. En 1912, il y eut plus de décès dus à la rougeole qu'à la scarlatine, la diphtérie, la coqueluche et à l'infection puerpérale réunies. D'après P.-L. Marie, la rougeole serait la maladie la plus meurtrière, après la tuberculose.

Notons enfin que 85 à 90 % des cas mortels atteignent des enfants de moins de 6 ans. Cela se conçoit, étant donné la grande fréquence de la broncho-pneumonie chez les enfants rougeoleux.

Ces statistiques nous montrent l'intérêt qu'il y a à protéger surtout les enfants.

Cependant, la rougeole, quand elle frappe les adultes, n'est pas toujours une affection bénigne : les Américains ont eu, en 1918, une épidémie de troupes dont la mortalité s'est élevée à 3 % environ.

Contagiosité. — Les recherches de Looke, de Willian, de Grancher, nous ont apporté des renseignements intéressants sur le mécanisme de la contagion.

On admet à l'unanimité qu'elle se fait par les sécrétions catarrhales des muqueuses nasales, pharyngées, conjonctivales, en un mot de toutes les muqueuses sur lesquelles l'énanthème fait son apparition.

Les écailles furfuracées de la peau, si nocives dans d'autres maladies, sont d'une innocuité presque absolue dans la rougeole.

Les expériences de transmission aux animaux ont mis en relief tous ces faits. Elles ont été faites, soit avec le sang, soit avec les sécrétions muqueuses des malades. L'animal qui semble le plus réceptif à la rougeole est le singe: l'inoculation de produits humains détermine chez lui une affection en tous points comparable à celle de l'homme.

Les meilleurs résultats furent obtenus avec le sang recueilli juste avant l'éruption, ou durant les vingt-quatre premières heures de cette dernière. Trois jours après l'exanthème, le pouvoir infectieux du sang semble complètement disparu (Anderson et Goldberger, 1911-12).

Quant aux sécrétions naso-pharyngiennes, elles semblent surtout virulentes quand elles ont été prélevées précocement.

Les données expérimentales, d'accord avec la clinique, nous font admettre le cycle suivant dans la rougeole:

Contagion par les sécrétions muqueuses, quand le malade parle, tousse ou éternue; ces particules vont se fixer sur la muqueuse des individus sains et l'infectent. (On cite de rares cas de contagion indirecte.)

Période d'incubation de neuf à dix jours; puis l'infection se généralise. C'est alors que commence la période d'invasion, se traduisant par la fièvre et l'énanthème. Dès lors, le malade est contagieux, le virus apparaissant dans ses sécrétions.

La période d'invasion dure de trois à quatre jours environ.

Vient ensuite la période d'éruption (quatre à cinq jours environ).

Enfin, la période de desquamation, et, du quinzième au vingtième jour, tout est terminé.

Incubation	10 j.	Période latente: 14 j. (10 + 4).
Invasion	4 j.	Contagiosité: 9 j. env. (4 + 5).
Eruption	5 j.	
Desquamation .	10 j.	

La période de contagiosité, qui commence avec l'énanthème, s'étend jusqu'à la fin de l'éruption, le danger de contagiosité étant à son maximum au moment du passage du stade prodromique au stade de l'éruption, en raison de la recrudescence du catarrhe oculo-nasal.

L'individu n'est généralement pas contagieux pendant la période de desquamation. Cependant, il y a des exceptions à cette règle, et on a pu voir des faits de contagion par des convalescents.

Bactériologie. — Sans entrer ici dans des détails de bactériologie, bornons-nous à dire que de nombreux progrès ont été réalisés par l'expérimentation sur les animaux.

Le microbe de la rougeole aurait été découvert en 1923 par Guiseppe Caronier, directeur de la clinique pédiatrique de l'Université royale de Rome.

Si pareil fait est démontré, il sera le point de départ de nombreux essais, et particulièrement de la préparation de vaccin, ou de sérum morbilleux que l'on a tant de peine à se procurer sur les convalescents.

Prophylaxie générale de la rougeole. — Jusqu'à ces dernières années, bien peu d'efforts avaient été tentés pour combattre cette maladie, pourtant si meurtrière, dont les séquelles pulmonaires ou auditives assombrissaient singulièrement le pronostic: le bon vouloir des hygiénistes se heurtait à une difficulté presque insurmontable, semblait-il.

La rougeole, nous le savons, est contagieuse dès le stade prodromique. Pour éviter toute dissémination, il faudrait isoler le malade dès le début de cette période. En pratique, un diagnostic aussi précoce est rarement possible: les signes de la période d'invasion passent inaperçus, ou bien ils sont si légers, et surtout si communs, que rien ne permet de les rapporter à la rougeole plutôt qu'à une autre cause.

Quelques signes de cette période ont pourtant été considérés comme pathognomoniques, et leur recherche systématique peut être d'une certaine utilité, si nous nous en rapportons aux auteurs qui les ont signalés :

Ainsi, Brownlee considère comme signes diagnostiques les plus précoces la température des enfants réceptifs et l'apparition d'œdème de la conjonctive palpébrale.

Apert, puis de Brun ont récemment insisté sur le signe de Koplik, dont on parle tant, mais que peu connaissent parfaitement. Nous renvoyons aux publications de ces auteurs pour sa description complète.

Ce signe apparaîtrait quatre à cinq jours avant l'exanthème et aurait une valeur diagnostique considérable. Il a permis à Apert d'éviter bien des épidémies.

La recherche systématique de ces signes peut nous être très utile, mais combien de suspects passeront inaperçus et continueront à disséminer la maladie !...

Pour réaliser une prophylaxie plus sérieuse, il faudrait, non seulement isoler le sujet atteint, mais encore mettre en observation, pendant quinze jours environ, toutes les personnes réceptives qui ont pu, de près ou de loin, approcher le malade. Si, à l'hôpital, dans les collèges, ou les casernes, pareille mesure est possible, elle est assez difficile à réaliser dans la vie courante. Et encore, si on a la chance d'arrêter ainsi une épidémie, on ne peut empêcher ceux qui ont approché le malade de faire une rougeole, dont on ne peut présumer la gravité.

Devant ces faits, l'hygiéniste anglais Brownlee, qui s'est occupé spécialement de la question, n'hésitait pas à avouer que l'unique moyen de protection est l'immunité conférée par une première atteinte, et que la maladie se joue des mesures administratives de prévention.

C'est justement à réaliser cette immunité que tendent les nouvelles méthodes que nous allons décrire.

Supposons qu'un cas de rougeole se déclare dans une salle d'enfants, à l'hôpital par exemple : presque tous ces enfants vont faire une rougeole, et quelques-uns, particulièrement les débiles, les prématurés, vont s'acheminer vers une issue fatale. Le but à atteindre ici serait d'empêcher l'éclosion de la maladie chez ces derniers et d'atténuer la maladie chez les autres, de façon qu'ils en retirent pourtant le bénéfice d'une immunité pour l'avenir.

Mais une autre éventualité serait encore plus souhaitable : ce serait d'obtenir une vaccination antimorbilleuse aussi bénigne et aussi efficace que celle contre la variole. Par quelques vaccinations successives à des âges déterminés, ou même par une seule vaccination, on réaliserait de la façon la plus efficace cette question si délicate de la prophylaxie antirougeoleuse.

CHAPITRE II

LE SERUM DE CONVALESCENT DANS LA ROUGEOLE

Historique

L'observation des maladies infectieuses immunisantes a, depuis longtemps déjà, attiré l'attention des médecins. Il est, en effet, curieux de constater combien les sujets qui ont été victimes d'une de ces maladies sont réfractaires aux récidives, mêmes éloignées de cette maladie. Aussi les chercheurs, pensant que la cause de cette immunité résidait dans les principes charriés par le sang, se sont-ils appliqués à essayer de faire passer ces principes de l'individu immunisé à l'individu réceptif : il suffisait pour cela d'injecter à l'individu réceptif le sérum d'un malade convalescent. L'observation clinique et l'expérimentation ont permis de réaliser cette sérothérapie interhumaine.

C'est sur la scarlatine que furent faits les premiers essais dans ce sens. En 1896, Weisbecker eut l'idée d'injecter aux malades le sérum de sujets convalescents de scarlatine. Il eut de bons résultats, constatant chez ses injectés un bien-être persistant jusqu'à la fin de la maladie.

Von Leyden, en collaboration avec Huber et Blumenthal, reprit, quelques années plus tard, l'expérience signalée par Weisbecker, et obtint, lui aussi, des résultats intéressants.

Puis, la méthode se perfectionna, et, en 1912, Reiss et Jungmann, grâce à des doses de sérum élevées (40 à 100 cc., selon l'âge), injectés seulement par voie intra-veineuse, obtinrent une atténuation nette de tous les symptômes de la maladie, et une diminution de la gravité.

En 1913, Hock reprend la question et précise les indications de cette sérothérapie. Il l'emploie en cas de scarlatine grave, maligne toxique, mais non compliquée, la sérothérapie étant seulement spécifique sur le virus scarlatineux.

Après la scarlatine, des essais furent tentés sur la variole. En 1912, Teissier et P.-L. Marie pratiquèrent des injections sous-cutanées ou intra-veineuses de sérum varioleux en voie de guérison, en cas de variole grave; ils obtinrent des résultats intéressants.

En 1913, des travaux similaires furent entrepris sur la coqueluche par Duthoit, de Bruxelles. Ce procédé, récemment remis en honneur, semble permettre des espérances.

Enfin, depuis quelques années, des essais dans ce sens ont été tentés contre la rougeole. Comme l'a dit P.-L. Marie, il est curieux de constater que l'immunité, si durable et si grande qui suit la rougeole, n'ait que tout récemment suggéré l'idée d'utiliser le sérum de sujets guéris, pour préserver les individus susceptibles. En 1915, des essais de vaccination antimorbilleuse avaient été tentés en Amérique par Hermann, de New-York: utilisant la quasi immunité des nourrissons avant l'âge de six mois, il prélevait, au moyen de tampons montés, du mucus nasal des rougeoleux en plein énanthème, à la veille de l'éruption; il frottait ensuite doucement ce tampon sur la muqueuse pituitaire des nourrissons sains, pensant obtenir ainsi une immunité durable. Sur 40 enfants ainsi traités, la plupart ne firent aucune réaction ; 15 eurent un peu de fièvre, et quelques-uns de rares boutons sur la face et le corps. Depuis, 4 de ces nourrissons ont été en contact immédiat avec des rougeoleux, sans contracter la maladie ; 2 autres furent réinoculés à l'âge respectif de 21 et 22 mois, avec résultats négatifs.

Ribadeau-Dumas et Brissaud employèrent ensuite avec succès le sang de convalescent dans le traitement de la rougeole maligne.

Mais les premiers essais de sérothérapie prophylactique furent faits en 1916, à Tunis, par Nicolle et Conseil : une petite épidémie de rougeole étant survenue dans une famille, ces auteurs eurent l'idée d'essayer de protéger le plus jeune de ces enfants, non encore malade, par le sérum d'un de ses frères, guéri depuis plusieurs jours déjà. Les enfants, au nombre de quatre, vivaient côte à côte. Le premier tombe malade le 2 juillet, le deuxième le 3, le troisième le 5. Le plus jeune, âgé de deux ans, est encore indemne le 12. Vivant au contact de ses frères, il a certainement été contagionné par ceux-ci et, selon toute vraisemblance, il se trouve au dixième jour de son incubation. Ce même jour, un prélèvement de sang est pratiqué sur le frère aîné, dont l'éruption est terminée depuis le 5, et qui se trouve au septième jour de sa convalescence. Le 12 et 13 juillet, on pratique sur le plus jeune une injection de 4 cc. de sérum de l'aîné. Il ne contracte pas la maladie, bien que maintenu au contact de ses frères. Si on se rappelle que la durée d'incubation est de 10 jours, celle des prodromes de 4 jours, ce jeune enfant, s'il n'avait point reçu d'injection, aurait dû faire une éruption le 16 juillet.

Ce premier exemple encouragea les auteurs et ils recommandèrent la méthode chaque fois qu'au cours d'une épidémie de rougeole on trouvait de jeunes enfants exposés à une contagion certaine. Ils conseillèrent aussi de filtrer et de mettre le sérum à la glacière pendant plusieurs jours.

Un second essai de ces auteurs est aussi concluant que le premier.

Toutes les observations de Nicolle et Conseil furent rapportées et publiées à la société médicale des hôpitaux, si bien que des travaux semblables furent bientôt entrepris par de nombreux auteurs.

En Amérique, Richardson et Connor reprirent la méthode, et obtinrent des nombreux succès. Puis, s'appuyant à la fois sur les travaux antérieurs de Hermann et sur les données actuelles de la sérothérapie, ils essayèrent de provoquer l'immunité active en injectant à la fois du virus et du sérum.

En Amérique du Sud, Torrès et Pacheco relatent aussi des résultats intéressants.

En Allemagne, Degwitz, en fin 1919, malgré les travaux de Nicolle et Conseil en 1916, malgré les publications françaises et américaines antérieures d'une année, reprit la méthode et la présenta comme personnelle. Cette façon de procéder, si chère aux Germains, ne nous étonnera nullement, car ce n'est point la première fois que pareil fait se produit, et trop nombreux seraient les cas semblables si nous voulions essayer de les retrouver. Reconnaissons pourtant à Degwitz le mérite d'avoir étudié méthodiquement la question, d'avoir fixé de nombreux points de détail et d'avoir ouvert les voies aux recherches ultérieures. La ville de Munich lui est redevable d'un certain nombre de guérisons durant l'épidémie de 1919-20.

En France, Nicolle et Conseil ont continué à étudier la méthode, et de nouvelles observations attestent de nouveaux succès obtenus.

Mais, bientôt, de tous côtés surgirent de nouvelles publications de Méry, Gastinel et Joannon; Nobécourt et Paraf; de Jong et Et. Bernard; Harvier, de Brun et Decourt; Dopter; Debré et Ravina; Cheinesse; Maniel; Ruelle; Lauze; d'Astros, Giraud, Maurin et Raybaud, etc.

Un récent article de Debré et Joannon, sur le *Journal Médical Français,* résume l'ensemble des travaux faits jusqu'à ce jour sur la question. De l'avis même des auteurs, cette méthode, non contente de tous les excellents résultats qu'elle a fourni jusqu'à présent, est sujette à de nombreuses améliorations et peut-être nous donnera-t-elle un jour la clé de la vaccination antimorbilleuse.

Le sérum de convalescent

Le sérum de convalescent de rougeole exerce une action empêchante manifeste à l'égard du développement dans l'organisme humain du virus morbilleux, mais la puissance de cette action varie singulièrement, suivant le moment où l'injection intervient (Debré et Joannon).

Ce sérum peut, en effet, être injecté, avant la contamination, durant les premiers jours de l'incubation, durant les derniers jours de cette période, pendant la période d'invasion, ou enfin au cours d'une rougeole déclarée.

L'expérience nous a appris que son action était essentiellement différente à chacune de ces périodes. On réalise toute une gamme de réactions qui sont la résultante de la lutte entre le virus morbilleux et le sérum injecté.

Entre l'immunisation purement passive, transmise par les produits injectés, et l'immunisation active, ou vaccination, fruit de la résistance de l'organisme, on obtient tous les intermédiaires. Il n'y a donc pas lieu d'établir une distinction catégorique entre immunisation active et passive, entre sérothérapie et vaccinothérapie.

Au début, lorsque le virus commence à peine à se développer, il sera facilement annihilé par l'injection; plus tard, le microbe plus virulent résistant davantage, il se produira une rougeole atténuée; en cas de maladie confirmée, les effets sont variables: tantôt l'injection restera inefficace, tantôt elle réussira à améliorer les malades.

Voici la classification de ces phénomènes cliniques, telle qu'elle a été proposée par Debré:

Une injection précédant immédiatement la contamination réalisera la séro vaccination.

Dans les premiers jours de la période d'incubation, elle réalisera la séro prévention absolue.

Dans la deuxième moitié de cette période, du septième au neuvième jour après la contamination, elle n'empêcherait pas la rougeole de se déclarer, mais celle-ci serait d'une remarquable bénignité: c'est la séro atténuation.

Plus tard, durant la période d'invasion, elle ne confère aucune immunité, mais donne lieu à un phénomène d'inhibition locale de l'éruption.

Enfin, le traitement de la rougeole déclarée, par le sérum de convalescent, réalise la sérothérapie proprement dite.

Il importe de connaître parfaitement l'existence de ces phénomènes, afin de réaliser, selon les cas, celle de ces réactions que l'on se propose, chacune d'elles ayant ses indications particulières.

Vaccination et séro vaccination

Les procédés les plus divers ont été mis en jeu pour la réaliser :

Inoculation de la muqueuse nasale des nourrissons de moins de six mois, avec du mucus prélevé dans le nez de rougeoleux vingt-quatre heures avant l'apparition de l'exanthème (Hermann).

Injection à doses minimes de sang de rougeoleux, prélevé juste avant l'exanthème (Hiraishi et Okamoto).

Ensemencement de milieux de culture additionnés d'albumine humaine avec des sécrétions conjonctivales et pharyngées de rougeoleux, puis inoculation avec ces cultures (Degwitz).

Inoculation à la fois de virus et de sérum de convalescent (Richardson et Connor).

Injection de 10 cc. de sérum de convalescent, et vingt-quatre heures après de 1 cc. de sang de rougeoleux (Nicolle et Conseil).

Cette dernière méthode semble la plus pratique et la mieux étudiée. D'après les auteurs, l'immunisation ainsi obtenue est durable, mais le temps leur manque pour apprécier si l'immunité est définitive. Ils proposent, pour renforcer l'immunité, de répéter les inoculations de sang virulent.

Cette méthode réalise la séro vaccination provoquée typique. 1

Mais on peut obtenir la séro vaccination naturelle en mettant le sujet en contact avec un rougeoleux en pleine éruption, vingt-quatre heures après l'injection de sérum.

On peut même penser que cette méthode a pu être réalisée involontairement dans les expériences : la contamination a très bien pu suivre les injections de sérum.

La preuve de l'immunité ainsi conférée peut être faite : il suffit de rechercher le pouvoir préventif ou le pouvoir d'inhibition des sujets vaccinés.

Rappelons que pareille méthode a déjà été réalisée dans la diphtérie (vaccination active par injection de toxine et d'antitoxine), dans le tétanos (immunisation des chevaux par injection d'un mélange similaire). Il est probable que cette méthode, encore à l'essai pour la rougeole, nous donnera entière satisfaction. Des recherches actives sont d'ailleurs entreprises par plusieurs auteurs, et de nouvelles publications doivent rapporter le fruit de leurs travaux.

Là est, croyons-nous, la méthode d'avenir de la prophylaxie de la rougeole. Si les résultats déjà obtenus sont confirmés par des recherches ultérieures, elle pourra devenir une méthode générale et, souhaitons-le, obligatoire...

Séro prévention absolue

Si l'injection est pratiquée durant les six premiers jours de l'incubation, la préservation est absolue : la rougeole ne se déclare pas, mais l'immunité est passagère, tout comme celle qui suit l'injection de sérum antitétanique. Elle n'est pourtant pas purement passive, du conflit entre le virus et le sérum résulterait une certaine immunité active, d'autant plus marquée que l'injection est pratiquée plus loin de la date de la contamination. Un fait vient à l'appui de cette théorie : c'est que le sérum d'enfants injectés vers le cinquième jour de l'incubation possède des propriétés préventives tout comme le sérum de convalescent.

Quelle est la durée de la période de protection chez les sujets ainsi traités?... Cette durée dépend naturellement de la date de l'injection et de l'immunité plus ou moins mixte qui a été créée. Elle peut dépendre aussi d'un coefficient personnel variable avec chaque individu, ce facteur étant relativement insignifiant.

Elle varie en moyenne entre deux semaines et un mois, comme celle conférée par l'injection de sérum antidiphtérique. En règle générale, on peut compter sur une durée de vingt-cinq à trente jours.

On admet, en général, que la contamination s'est faite vers le troisième jour de la période d'invasion; mais elle peut aussi ne s'être effectuée que quelques jours après. S'il en est ainsi, au lieu de réaliser la séro prévention, on réalisera la séro vaccination. Cependant, il est fâcheux d'ignorer quelle sorte d'immunité a été ainsi conférée. Avec la pratique de la séro atténuation, cette ignorance disparaît.

Indications de cette méthode. — En raison de la brièveté de l'immunité ainsi conférée, nous sommes dans l'obligation de pratiquer des réinjections fréquentes, si nous voulons continuer la protection du sujet, d'où grande dépense de ce précieux sérum de convalescent. Aussi les indications de cette méthode sont-elles limitées en raison même de ses inconvénients.

Devront en bénéficier les sujets momentanément incapables de supporter une telle maladie, même atténuée. Une fois devenus plus vigoureux, ceux-ci pourront supporter la séro atténuation.

Nous rapportons ci-dessous les indications détaillées, d'après Debré et Joannon :

Sont justiciables de cette méthode :

1° Les enfants âgés de moins de trois ans, et plus particulièrement ceux qui ont moins de deux ans, la rougeole étant, du moins dans les premières années de la vie, d'une singulière gravité, c'est dire l'emploi qui doit être fait de cette méthode dans les crèches et dans les pouponnières. Dès qu'une rougeole survient dans un effectif de nourrissons, toute la collectivité doit être injectée sans retard. Quand une mère nourrice est atteinte de rougeole, il faut, d'emblée, injecter son enfant. Dans les écoles maternelles, il y a intérêt à injecter les enfants les plus jeunes. Dans les familles, il en est de même ;

2° Les enfants débiles, chétifs, cachectiques, les enfants atteints de tuberculose, les enfants atteints ou convalescents d'une maladie infectieuse, les enfants prêts à être opérés d'urgence (par exemple les enfants d'un service de chirurgie atteints d'appendicite). Ces dernières indications se rencontrent surtout dans les services des hôpitaux d'enfants où l'incursion soudaine de la rougeole produit parfois de si grands ravages...

Dès qu'on s'aperçoit qu'un enfant admis dans une salle est atteint de rougeole, on doit injecter tous les enfants de cette salle qui n'ont pas eu la rougeole ;

3° Les femmes enceintes qui n'ont jamais eu la rougeole et qui ont été en contact avec un rougeoleux, circonstances assez fréquentes dans les asiles maternels. La menace d'accouchement prématuré ou d'avortement est alors très sérieuse. Au cours de la récente épidémie, nous avons observé plusieurs cas de ce genre, accompagnés de la mort du fœtus ;

4° Les nouveaux-nés d'une mère ayant accouché en pleine rougeole.

Séro atténuation

Pour l'obtenir sûrement, il faut pratiquer l'injection vers le septième, le huitième ou même le neuvième jour. Plus précoce, elle risquerait de provoquer la séro prévention absolue, tandis que plus tardive, elle pourrait aboutir à un échec ou à la production d'un phénomène local d'inhibition.

Une telle injection donne lieu à l'évolution d'une rougeole modifiée, dont nous allons donner les particularités:

L'incubation, normale en général, peut, dans certains cas, être allongée jusqu'au dix-huitième jour.

La principale caractéristique de cette rougeole modifiée réside dans l'absence ou la légèreté des signes de la période d'invasion: catarrhe des muqueuses, absent ou très discret, température faible, ne dépassant guère 38°, ou même nulle. Si bien que cette période peut être totalement supprimée ou passer inaperçue.

L'éruption apparaît ensuite, très variable, dans son intensité: tantôt discrète, se traduisant par quelques macules localisées, épargnant le plus souvent la face, le cou et les membres inférieurs, tantôt généralisée, franche et même purpurique. Le catarrhe oculo-nasal fait défaut, la fièvre légère ou absente. Mais un fait est constant: la conservation d'un très bon état général, accompagnée d'une sensation de bien-être qui fait rarement défaut. L'enfant demande à manger et joue sur son lit.

Parmi les sujets ainsi traités, les complications pulmonaires ou auriculaires sont extrêmement rares. De plus, tandis que la rougeole normale prédispose très souvent à la tuberculose, les sujets qui ont présenté cette rougeole modifiée conservent une cuti réaction à la tuberculose positive, c'est-à-dire que le bacille de Koch ne semble pas avoir de prise chez eux. Des constatations identiques ont été faites pour la diphtérie, et il en est probablement ainsi pour presque toutes les maladies infectieuses.

En somme, rougeole bénigne, évoluant sans complications, sur un terrain parfait, et ne prédisposant à aucune maladie aiguë ou cachectisante.

Le temps n'a pas encore permis de dire que l'immunité ainsi conférée fut définitive, mais il y a tout lieu de penser qu'il en est ainsi. En particulier, le sérum de ces sujets confère, aussi bien que celui des convalescents, la séro prévention ou le pouvoir inhibiteur, ce qui paraît impliquer une égale richesse en anticorps. Cependant, il y a quelques réserves à faire, car l'immunité conférée par une rougeole normale n'est elle-même pas absolue; il en sera probablement de même pour celle conférée par une séro atténuation. Mais les quelques rares faits de ce genre qui pourront être observés ne devront point nuire à la règle générale.

Indications de cette méthode. — Elles sont très étendues et, sauf dans les cas où la séro prévention est seule indiquée, nous pourrons l'employer avec avantage. Peut-être même pourrait-on encore en élargir les indications en raison de sa grande bénignité.

Chez les débiles et les tuberculeux, la rougeole ainsi modifiée a un caractère inoffensif tel, qu'on pourrait peut-être en faire bénéficier sans inconvénients les enfants au-dessous de deux ans.

Avantages. — Avec ce procédé, trois avantges:

Certitude de la réussite ou de l'échec de la méthode, en raison des manifestations cliniques qui se produisent;

Immunité durable;

Economie de sérum.

Phénomène d'inhibition locale de l'éruption

Il faut, pour le produire, pratiquer l'injection à dose faible (1 à 5 cc.), au début de la période d'invasion. A la fin de cette période, il ne se produit déjà plus.

Rien n'est changé dans l'évolution de la maladie, mais lorsque l'éruption apparaît, elle respecte la zone où l'injection a été poussée; il se forme ainsi, comme une tache blanche, de la dimension d'une pièce de 5 fr. à celle d'une paume de main, tout autour du point d'injection.

Ce phénomène, d'intérêt minime, au point de vue prophylaxie, peut, par contre, être assez utile en permettant de doser et d'évaluer la valeur d'un sérum de convalescent ou de préciser la valeur d'un séro vaccination. Il ne se produit jamais avec le sang ordinaire, et même avec le sang de sujets ayant eu autrefois la rougeole, les résultats sont peu nets.

Sérothérapie

C'est le traitement de la rougeole confirmée par le sérum de convalescent. Ce procédé, essayé par plusieurs auteurs, a donné, dans les mains de chacun, des résultats différents, et son succès est inconstant. Ce fait provient peut-être de ce que les doses employées ont été trop faibles, en raison de la pénurie du sérum de convalescent. Au fur et à mesure que le virus se développe dans l'organisme, il faut, en effet, des doses plus fortes pour neutraliser son action. Dans d'autres maladies infectieuses, telles que la méningite cérébro-spinale, par exemple, l'expérience nous montre qu'il faut employer des doses considérables de sérum si on veut obtenir des résultats satisfaisants. Il doit en être de même pour la rougeole. Degwitz avait d'ailleurs insisté sur ce fait, mettant les quelques échecs de la méthode sur le compte de doses insuffisantes. Une dose très faible qui sera active les trois ou quatre premiers jours de la période d'incubation deviendra insuffisante à la fin de cette période; une dose active à ce moment deviendra insuffisante pour réaliser la sérothérapie curative. Aussi, Brissaud parlait-il d'une véritable « transfusion de sang », n'hésitant pas à injecter 100 cc. et même davantage, par voie veineuse, aux malades qu'il voulait ainsi traiter.

Devant les résultats obtenus par de si fortes doses, on s'est demandé si l'action bienfaisante ne devait pas être attribuée uniquement à une action de choc, de protéinothérapie, plutôt qu'à une action spécifique. Debré et Joannon, s'appuyant sur des expériences similaires, faites sur la scarlatine, croiraient à un caractère spécifique de cette action.

Indications. — Cette méthode, qui a donné de fort bons résultats à certains auteurs, serait à tenter, pariculièrement en cas de rougeole grave, maligne, mais à condition de posséder suffisamment de sérum de convalescent et de ne point en priver d'autres sujets pour lesquels il est encore plus précieux.

TECHNIQUE

Le choix du donneur. — Le sang sera prélevé chez un adulte, ou un grand enfant de plus de 10 ans, venant de subir une première atteinte de rougeole, franche, certaine, normale, sans complications.

Se méfier des erreurs de diagnostic avec la rubéole, ou une éruption médicamenteuse, qui sont plus fréquentes qu'on ne le croit.

Rejeter tout convalescent qui aurait eu une récidive de rougeole, un tel sujet étant un mauvais fabricant d'anticorps.

Etudier particulièrement la courbe de température et ne prendre comme donneurs que ceux dont la défervescence a été franche, complète, normale.

Enfin, rejeter tous ceux qui ont présenté des complications, les réactions immunisantes de l'organisme ayant pu être troublées.

Le donneur sera indemne cliniquement de tuberculose, de paludisme, de syphilis; une réaction de Wassermann pratiquée dans le sang aura été négative. Enfin, le donneur ne sera atteint d'aucune maladie aiguë; il sera même observé quelque temps après la prise de sang, afin d'être sûr qu'il n'incubait pas une infection quelconque.

A quel moment sera faite la prise de sang? — Le prélèvement sera fait vers le dixième jour qui suit la défervescence, du septième au dixième jour (Debré), du septième au neuvième (Degwitz), du neuvième au vingt-cinquième (Richardson et Connor).

Certains auteurs, signalant la difficulté que l'on a à se procurer du sérum de convalescent, ont tenté d'injecter du sérum maternel (Rietschel), ou paternel (Godlewski), avec l'idée que les parents ont eu la rougeole dans leur jeunesse et que leur sérum possède encore des substances immunisantes. Ils ont obtenu ainsi des résultats intéressants, comparables à ceux obtenus par le sérum de convalescent. Godlewski conseille encore d'essayer le sérum familial: on rechercherait parmi les parents proches celui qui serait le plus susceptible de fournir les meilleurs anticorps. Cette méthode, simple, peu coûteuse, pratique, plus facilement acceptée par les parents, qui ne laissent pas toujours volontiers injecter le sérum d'un étranger sous la peau de leurs enfants, serait très intéressante si vraiment elle donne les résultats que l'on signale. Cependant, il semble, à priori, que le sérum de convalescent doive être plus riche en principes immunisants, et par conséquent plus actif.

Que faut-il injecter: le sérum ou le sang complet citraté? — Les deux méthodes ont été employées avec un égal succès, et nous croyons qu'il n'y a aucune différence essentielle entre l'action de l'une ou de l'autre. Moutier et Rachet estiment qu'il n'y a pas de différence importante entre l'action de l'auto-sang et de l'auto-sérum dans le traitement des maladies infectieuses. Il en est probablement de même quand on use de sérum ou de sang étranger.

En cas d'urgence, si on ne possède pas de réserve de sérum, on injectera le sang complet citraté, la technique en étant plus simple et plus rapide. Mais, dans les autres cas, le sérum préparé et traité comme nous allons le décrire présentera plus de garanties au sujet de la transmission involontaire d'infections méconnues chez le donneur. Il est bon, en effet, d'avoir toutes les garanties possibles de stérilité des produits que l'on injecte.

Injection de sang complet. — La seringue avec laquelle on doit faire la prise de sang contiendra une solution de citrate de soude à 10 %, à raison de 1 cc. par 10 cc. de sang, ce qui revient à additionner le sang de 1 % de citrate. Le mélange se fera dans la seringue et on injectera immédiatement après. C'est, en somme, le mécanisme de la transfusion.

Préparation du sérum. — Après coagulation du sang, le sérum exsudé sera conservé à la glacière pendant quatre ou cinq jours, temps suffisant pour amener la mort des germes qu'il pourrait contenir éventuellement, en particulier du tréponème de la syphilis. De plus, des ensemencements de contrôle seront pratiqués sur chaque tube.

Cette opération terminée, on mélange du sérum de plusieurs malades, et on le répartit en ampoules. Cette pratique permet d'obtenir une efficacité plus régulière, certains sérums étant peu riches en anticorps.

Pour plus de sécurité, des ensemencements de contrôle peuvent encore être pratiqués sur des ampoules prises au hasard. Certains auteurs combinent même la conservation à la glacière avec la tyndallisation, c'est-à-dire le chauffage à 56° pratiqué deux ou trois fois à vingt-quatre heures d'intervalle. D'autres se contentent de la tyndallisation. On a aussi empoyé les procédés chimiques : addition au sérum d'une solution phéniquée à 5 %, d'une solution de tricrésol à 0,25 %. Nous croyons plus prudent de recourir au procédé de la glacière, combiné ou non avec la tyndallisation.

Le sérum ainsi conservé reste longtemps actif et peut encore être employé deux mois après sa préparation.

Voie d'introduction. — Presque tous les auteurs pratiquent l'injection sous-cutanée ou intra-musculaire. En cas d'urgence, on préfèrera cette dernière, ou même la voie intra-veineuse. Si on doit injecter une grande quantité de sérum, en cas de rougeole déclarée par exemple, il sera préférable de recourir à celle-ci.

Mais, dans la grande majorité des cas, nous pratiquerons l'injection sous-cutanée.

Moment de l'injection. — Il dépendra des résultats que nous voulons obtenir. Nous avons suffisamment insisté sur cette question pour ne pas y revenir ici. Rappelons que, dans les cinq premiers jours, on réalisera la séro-prévention; du septième ou neuvième: la séro-atténuation; les deux premiers jours de l'invasion le phénomène d'inhibition locale. L'injection pratiquée immédiatement avant la contamination donnera lieu à une séro-vaccination. Enfin, l'injection en cas de rougeole déclarée se montrera plus ou moins curative.

La difficulté du problème consiste à savoir quand a eu lieu la contamination. Il faut prendre comme règle générale le cas le plus fréquent, c'est-à-dire la contamination au troisième jour de l'invasion.

Pratiquement, le médecin étant généralement appelé au moment de l'éruption, il faudra, si on veut réaliser la séro-prévention, injecter immédiatement les sujets réceptifs qui ont été en contact avec le malade.

Quantité à injecter. — Pour Degwitz, la dose de 2 cc. 5 constitue l'unité de protection (1 Sch E). C'est cette dose qui sera injectée les premiers jours de l'incubation. Plus tard, pour obtenir la séro-atténuation, il faudra injecter 5 cc. (2 Sch E). A partir du huitième jour, même des doses plus importantes sont inefficaces.

Debré estime, au contraire, que la posologie dépend moins de l'intention qu'on a (prévention ou atténuation) que de l'âge. et en somme du poids de l'enfant. Voici les doses qu'il recommande :

Séro-prévention ou séro-atténuation :

Grands enfants et adultes.........	6 à 8 cc.
Enfants de 3 à 10 ans............	3 à 6 cc.
Enfants de moins de 3 ans........	3 cc.
Phénomène d'inhibition locale............	1 à 5 cc.
Sérothérapie curative	20 à 30 cc.

Ces doses sont généralement suffisantes ; elles s'appliquent au sérum ; elles seront doublées si on injecte du sang complet.

Il n'y a point de contre-indication à injecter davantage, si ce n'est la pénurie du sérum. En particulier pour la sérothérapie curative, on peut, comme l'ont fait certains auteurs, injecter des doses atteignant ou dépassant 100 cc. Mais il faut, avant out, veiller à ne pas gaspiller le sérum, et il est inutile d'injecter des doses plus élevées que celles qui sont juste nécessaires.

Approvisionnement en sérum. — Il a été laissé, jusqu'à présent, à l'initiative des médecins, mais il serait souhaitable que le service d'hygiène intervint. On devrait organiser une station centrale qui puisse délivrer le sérum aux crèches, pouponnières, hôpitaux d'enfants et aux médecins. Degwitz a créé une station de ce genre qui a rendu de grands services à Munich.

Actuellement, un simple médecin, à moins d'avoir une organisation spéciale, ne peut préparer lui-même le sérum, ou bien il est obligé de recourir à l'injection de sang citraté. La création de ces centres permettrait de vulgariser la méthode et de la rendre plus abordable.

Appréciation de la méthode

Ses dangers. — Ils sont *nuls,* et les injections ont toujours été supportées avec une facilité remarquabe.

Ses inconvénients. — Ils sont rares. A condition de vérifier la stérilité des ampoules de sérum, aucun incident n'est à craindre. C'est à peine si, dans quelques cas, on a pu observer de légères réactions sériques banales.

Ses insuccès. — Si la technique employée est bonne, en particulier, si les doses sont suffisantes, et les dates d'injection pas trop tardives, les insuccès ne dépassent pas la proportion de 1 %.

Ses résultats. — Tous les auteurs sont d'accord pour proclamer les services rendus par la séro-prophylaxie, à tel point qu'elle mériterait de devenir une véritable méthode d'hygiène publique.

De tous côtés, des résultats merveilleux ont été publiés; nous ne pouvons tous les rapporter ici.

Pour donner une idée de la valeur de la méthode, citons quelques faits :

A l'Asile de débiles de Médan, la mortalité des rougeoleux fut, en 1910-11-12, de 62 %; en 1921, de 66 %; en 1922, grâce à la séro-prophylaxie, aucune mort ne fut enregistrée.

A la crèche de l'hôpital des enfants maades, une petite épidémie est complètement arrêtée.

A la crèche municipale de la place du Combat, mêmes succès.

A Ivry, une épidémie est arrêtée parmi les enfants du personnel.

Il est donc souhaitable que la méthode se généralise davantage encore, en même temps qu'elle se perfectionnera. Debré et Joannon disent :

« Jusqu'à ce qu'on puisse réaliser une vaccination active contre la rougeole, procédé d'avenir qui sera peut-être applicable dans peu de temps, notre devoir est d'élargir l'emploi de cette séro-prophylaxie par une propagande active, par l'emploi judicieux du sérum, par la création de centres d'approvisionnement. »

Nous souscrivons entièrement à leurs paroles.

OBSERVATIONS

OBSERVATION PREMIÈRE

(Inédite et personnelle, grâce à l'obligeance du docteur Cassoute, qui a bien voulu mettre ses malades à notre disposition, et de son interne M. Poinsot.)

Une petite fillette de 5 ans et demi, hospitalisée dans le service, depuis déjà deux mois, était en pleine convalescence, lorsque, le 27 janvier 1924, elle fait une éruption morbilleuse typique. Elle est immédiatement dirigée sur le pavillon d'isolement, mais la salle, malgré l'existence de boxes, doit être considérée comme infectée, étant donné que deux enfants du service avaient joué avec la malade puis s'étaient promenés d'un lit à l'autre.

La salle contenait des petites filles de 18 mois à 2 ans. Nous recherchons parmi ces enfants ceux qui n'ont point eu encore la rougeole, afin de les faire bénéficier d'une injection de sérum de convalescent. Par suite du manque de sérum, cette injection est retardée jusqu'au 2 février, et, encore le seul donneur que nous ayons pu trouver était au quarantième jour de sa convalescence; il présentait toutes les garanties désirables: absence clinique de tuberculose et de syphilis; Wassermann négatif dans le sang; pas de maladies infectieuses en cours ou en période d'incubation. Son sérum est chauffé à 56° pendant trois jours de suite.

Les injections sont pratiquées en bloc le 2 février. Les enfants sont, au plus tard, au dixième jour de leur incubation, plutôt au huitième, si nous admettons que la contagion s'est faite au troisième jour de la période d'invasion; ils devraient avoir leur éruption vers le 8 février. En pratiquant l'injection à présent, nous devons obtenir une séro atténuation.

Sept enfants sont ainsi injectés. Voici les résultats que nous avons relevés:

N° 1: 18 mois; athrepsie; 3 cc.; pas de réaction. Pas de signes morbilleux.

N° 3: 6 ans; convalescent d'une affection aiguë; 4 cc. Le 5 février, cette malade, qui n'avait plus de fièvre, présente une légère élévation thermique à type rémittent, accompagnée d'un catarrhe oculo-nasal extrêmement léger, et le 9, cette même malade présente une éruption rubéolique sur la face, en même temps que la température revient à la normale; légère éruption également sur les membres inférieurs, puis tout rentre dans l'ordre. La malade sort, d'ailleurs, quelques jours après.

En résumé, rougeole bénigne atypique, avec légère réaction fébrile durant la période d'invasion, et rémission thermique durable dès l'apparition de l'éruption. Il s'agit évidemment d'une séro atténuation, telle qu'elle a été décrite. La date de l'éruption est bien en rapport avec nos calculs: elle correspond à une contagion qui a dû se faire la veille de l'apparition de l'exanthème chez la première petite fille.

N° 7: 3 ans; broncho-pneumonie en voie de guérison; 4 cc. Légère élévation thermique aux environs de 38° pendant deux jours. Pas de signes morbilleux.

N° 8: 11 ans et demi; paralysie infantile; 6 cc. Température à 38,2 le lendemain de l'injection. Pas de signes morbilleux.

N° 12: 10 ans et demi; amyotrophie; 7 cc. Légère réaction fébrile pendant quelques jours, coïncidant avec une angine banale. Probablement simple coïncidence, car aucun signe de rougeole.

N° 15: 4 ans; typhoïde; 5 cc. A fait dans la suite une rechute, mais n'a présenté aucun signe morbilleux.

N° 16: 9 ans; troubles mentaux et mauvais état général. Aucun signe rougeoleux consécutif. Cette malade est décédée quelques jours après d'une affection intercurrente aiguë (broncho-pneumonie).

En résumé, sur 7 malades injectés, un seul a fait une rougeole atténuée, les autres sont restés indemnes; quelques-uns ont fait de petites poussées fébriles qui ne les ont pas incommodés et d'autres ont eu des affections intercurrentes aiguës qui ont gêné l'observation de leurs réactions.

Il est probable qu'en voulant pratiquer la séro atténuation nous avons obtenu la séro prévention chez plusieurs de ces malades; il serait extraordinaire, en effet, qu'après une éclosion de rougeole un seul malade se soit contaminé. Les résultats de notre essai sont, en somme, intéressants et concordent avec ceux qui ont déjà été signalés. Il est à remarquer aussi que notre sérum de convalescent, bien que prélevé 40 jours après la défervescence, s'est montré actif.

Observation II

(Ruelle, *Bruxelles Médical*, 15 septembre 1922.)

Un garçon de 12 ans entre dans le service le 2 juin. Il est en contact avec un garçon de 2 mois et demi et une fille de 2 ans et demi, n'ayant pas eus la rougeole. Le 7 juin, éruption morbilleuse; les deux voisins de lit sont donc très exposés. Dans la même salle se trouvait un jeune garçon ayant eu la rougeole le 5 juin. Le 12 juin on prélève chez lui 4 cc. de sang mélangé à 1 cc. d'une solution de citrate de soude à 10 0/0 et on l'injecte par voie intra musculaire à l'enfant de 2 mois et demi; le 13 juin, même injection à la petite fille. Le 16 juin, les deux enfants injectés sont placés dans la même chambre qu'un rougeoleux au premier jour de l'éruption. Le 21 juin, un nouveau cas de rougeole est admis. Néanmoins, les deux enfants injectés sont restés indemnes.

Dans un autre cas, même pratique, mêmes résultats.

Observation III

(S. I. de Jong et Et. Bernard. *Bull. de la Soc. Méd. des Hôp.*, 25 mars 1923.)

Epidémie survenue à la Crèche des enfants du personnel d'Ivry.

Du 15 janvier au 9 février 1923, nous avions constaté sept cas de rougeole et nous avions eu à déplorer deux décès. Le dernier cas observé était celui d'un enfant qui avait présenté du catarrhe oculo-nasal et le début d'un énanthème du 6 au 9 février. Nous avons fait des injections de 2 cc. de sérum de convalescent à huit enfants le 13 février et à huit autres le 14. Nous étions en droit d'admettre que ceux qui pouvaient être atteints étaient à une époque variant du cinquième au huitième jour de leur incubation.

Les résultats ont été excellents; nous n'avons eu à constater après cette vaccination qu'un seul cas de rougeole parmi les injectés, qui a présenté les caractères suivants:

Il s'est agi d'un enfant de 19 mois, toussant depuis plusieurs mois, atteint d'adénopathie trachéo-bronchique. Absence des symptômes habituels à la période d'invasion: ni énanthème, ni catarrhe oculo-nasal. Apparition, sept jours après l'injection de sérum, d'une poussée thermique: 39° et d'une éruption sur le tronc et les bras, cette dernière si discrète qu'on aurait pu penser au début à une éruption sérique ou à une simple éruption sudorale. L'état général se maintient excellent, malgré la température s'élevant le lendemain à 40°, et il n'y eut aucune complication pulmonaire, même légère, alors que nous étions en droit de la redouter chez un enfant débile et qui toussait depuis déjà quelques temps.

Il semble bien que nous ayons été là en présence d'une rougeole modifiée: absence d'énanthème et de catarrhe, éruption discrète épargnant la face; excellent état général; aucune complication pulmonaire; guérison en cinq jours.

Les autres enfants n'ont rien présenté d'anormal depuis leur vaccination: ni poussée thermique, ni éruption sérique.

Un enfant, plus grand, injecté, a eu depuis la rougeole. Donc, il persistait une source de contagion dans ce milieu.

Nous notons, de plus, le fait suivant:

Avant les injections de sérum, plusieurs enfants toussaient, avaient du catarrhe des premières voies respiratoires. Depuis, les injections les rhumes semblent s'être atténués et la surveillante de la crèche qui suit les enfants tous les jours n'a pas manqué de nous dire qu'elle en avait été frappée. Il y a peut-être là plus qu'une simple coïncidence.

Observation IV

(Maniel, Société de médecine française, 6 et 20 juillet 1922.)

Le 11 avril entre dans le service des contagieux un soldat du 66e R. I., avec le diagnostic de rougeole.

L'éruption est presque généralisée, très prononcée à la face et par endroits confluente. Température, 41°2. Pouls, 110. Respirations, 56.

Le malade est dyspnéique; les ailes du nez battent rapidement.

L'examen pulmonaire montre deux foyers de râles sous-crépitants fins aux deux bases, surtout à droite, avec respiration un peu soufflante. C'est le tableau de la rougeole avec broncho-pneumonie d'emblée.

Rien par ailleurs.

Des bains chauds sont prescrits, en même temps que de l'hétéroplasmothérapie.

20 centimètres cubes de sang sont pris à un rougeoleux arrivé au quinzième jour de sa convalescence et injectés sous la peau de la paroi abdominale.

Dès le lendemain, l'amélioration est très sensible; la température est toujours élevée: 40°, mais le pouls est à 90° et le nombre de respirations varie entre 30 et 35.

Les jours suivants, l'amélioration est précise. Le 16, le malade fait cependant une poussée congestive de sa base droite avec une température de 39°; c'est là le seul incident au cours d'une évolution qui arrive à la guérison le 20 avril.

Observation V

(D'Astros, Giraud, Morin et Raybaud. *Marseille Médical*, 5 août 1923.)

La rougeole fut apportée dans le service le 2 février par un enfant arménien qui fit une éruption typique le lendemain de son entrée et fut immédiatement évacué sur le pavillon d'isolement. Malgré cette mesure, la courte durée du séjour de l'enfant infecté et l'existence de boxes dans le service, une petite épidémie se déclara dans la salle.

Dix jours après, le 12 février, un convalescent de typhoïde, D. R..., âgé de 10 ans, présentait une éruption morbilleuse et fut isolé à son tour. Le surlendemain 14 février, deux autres enfants, H. M..., 3 ans, atteint de bronchopneumonie chronique, et Q. J.., 11 ans, convalescent de grippe, étaient atteints à leur tour et isolés.

Devant cette épidémie qui menaçait de vider rapidement nos salles et de provoquer des désastres chez des enfants pour la plupart débiles ou convalescents ou tuberculeux, on décide de recourir aux injections de sérum de rougeoleux convalescent. Malheureusement, l'absence de donneur convenable nous obligea à retarder cette mesure jusqu'au 28 février, c'est-à-dire 14 jours après le départ du dernier rougeoleux. En raison de la petite quantité de sang disponible, on le réinjecta immédiatement après mélange avec la solution citratée et les enfants de moins de deux ans furent seuls injectés.

Les donneurs étaient une fillette de 13 ans et un petit garçon de 11 ans, indemnes cliniquement de tuberculose et de syphilis et dont le Wassermann était négatif.

On leur retira à chacun, non sans quelques difficultés, 8 cc. de sang qui fut additionné de 2 cc. de solution citratée.

Ce sang fut injecté aux enfants suivants :

P. J..., 4 mois, hérédo-syphilis et bronchite. 1 cc. 5 de sérum ; pas de réaction locale ni générale, pas de rougeole ultérieure.

L. Q..., 17 mois, athrepsie, 3 cc. de sérum, pas de réaction locale, petite élévation thermique à 38°5 pendant deux jours, sans altération de l'état général, pas de rougeole ultérieure.

D. R..., 10 mois, tuberculose pulmonaire, 2 cc. 5 de sérum, fièvre à 39°5 le jour de l'injection et les deux jours suivants, mais ce malade était sujet, du fait de son affection, à faire des poussées fébriles analogues sans raisons.

M. L..., 8 mois, troubles digestifs, hypothrepsie. Ce malade, pâle, amaigri, était dans un état très précaire. Le jour même de l'injection, il fit une élévation thermique à 38°, qui se renouvela après deux jours d'apyrexie et, enfin, le 4 février, il présenta une éruption morbilleuse très discrète de la face et des membres, sans catarrhe oculo-nasal, ni taches de Koplik, ni altération sensible de l'état général. Ce malade, peu résistant, fit ainsi une rougeole minima qui aurait pu passer inaperçue sans une surveillance attentive, et il continua à s'améliorer pour sortir guéri le 22 mars. Un tel résultat est vraiment intéressant quand on connaît l'évolution si grave de la rougeole chez les cachectiques en milieu hospitalier.

On pourrait se demander si dans cette série les enfants n'ont pas eu la rougeole parce qu'ils n'avaient pas été contaminés en raison de la période de 14 jours écoulée depuis le départ du dernier rougeoleux. Mais l'observation de l'épidémie qui se développa dans un service voisin et le souvenir des épidémies antérieures prouve que la rougeole ne s'arrête guère dans les services d'enfants non isolés avant que tous les sujets réceptifs aient été atteints. D'ailleurs, le dernier nourisson fit une rougeole atténuée, prouvant ainsi que le virus ne s'était pas éteint dans la salle.

En résumé, sur quatre nourrissons, de 4 à 17 mois, exposés à la contagion, trois restent indemnes définitivement, un seul fait, une rougeole très atténuée, l'injection ayant été faite très tardivement vers la fin de la période d'incubation.

Il y eut à ce moment interruption de l'épidémie, mais ayant eu à notre disposition des donneurs convenables, on constitua un approvisionnement de sérum assez sérieux pour pouvoir en injecter à toute la salle des grands enfants, au besoin.

Le 23 mars, reprise de l'épidémie, probablement par contamination extérieure, le dernier cas de rougeole ayant été évacué depuis vingt jours. M. C..., âgé de 6 ans, est atteint de rougeole et isolé le même jour. Tous les enfants de la salle, dans les antécédents desquels on ne retrouve pas de rougeole, reçoivent une injection de sérum de convalescent, le lendemain, 24 mars.

R. C..., 15 ans, adénopathie trachéo-bronchique tuberculeuse, 3 cc.; pas de réaction.

C. G..., 10 ans, paludisme, hérédo syphilis, 3 cc., pas de réaction.

C. P..., 9 ans, pleurésie tuberculeuse, 2 cc. et demi, pas de réaction locale, poussée thermique légère à 37°7 le soir et le lendemain de l'injection.

V. J.., 9 ans, pleurésie tuberculeuse, 2 cc., pas de réaction locale, fièvre légère aux environs de 38° pendant trois jours.

V. A..., 13 ans, paludisme, ankylostomiase, 3 cc., légère rougeur locale pendant quelques jours, pas de modification nette de la courbe thermique, qui est très irrégulière.

S. V..., 10 ans, adénopathie trachéo bronchique, 3 cc., pas de réaction.

G. A.., 13 ans, pneumonie de la base droite, 3 cc., pas de réaction locale, ni de modification de la courbe thermique, qui se trouve en plateau aux environs de 40°.

Aucun de ces huit enfants n'eut ultérieurement la rougeole et celà est vraiment remarquable, étant donné l'extrême contagiosité de la maladie dans les agglomérations d'enfants.

Une troisième contamination de nos salles se fit le 11 avril: un malade entré pour bronchite dans la salle des nourrissons fit, le lendemain, une éruption typique de rougeole et fut immédiatement isolé.

Tous les nourrissons de la salle reçurent immédiatement du sérum de convalescent le 12 avril.

C. M.., 20 mois, hérédo-syphilis, convulsions, 2 cc. 1/2, pas de réaction locale.

Poussée thermique à 38°9, 39°4 au deuxième et troisième jour après l'injection, sans altération de l'état général.

C. G..., 14 mois, convalescent de bronchopneumonie, 2 cc., pas de réaction.

D..., 8 mois, troubles digestifs, hypotrophie, 2 cc., pas de réaction locale, poussée thermique à 38° le soir de l'injection.

A. A..., 10 mois, convalescent de congestion pulmonaire, 2 cc., pas de réaction locale.

Poussée à 38°5, 39° le surlendemain de l'injection, sans altération de l'état général.

En résumé: des quatre nourrissons injectés, aucun ne présenta de signes de rougeole.

Au total, tous les enfants, sauf un, ont été préservés. Et celui-ci a fait une rougeole si atténuée qu'il fallait les notions d'épidémicité pour l'identifier.

CONCLUSIONS

I. — La rougeole est, après la tuberculose, la maladie la plus meurtrière.

II. — La prophylaxie habituelle est rarement efficace.

III. — L'injection de sérum de convalescent de rougeole, chez les individus suspects d'avoir été contaminés, produit des effets variables, selon le moment où elle a été pratiquée.

IV. — *La séro-vaccination* se réalise par injection de sérum immédiatement avant la contamination. Elle donnerait une immunité durable, mais sa technique n'est pas encore fixée nettement.

V. — *La séro-prévention absolue* est obtenue en injectant le sérum durant les six premiers jours de la période d'incubation. Elle donne une immunité temporaire de un mois seulement, mais trouve sont indication chez les sujets faibles, les débiles, les cachectiques.

VI. — Une injection pratiquée du septième au neuvième jour de l'incubation amoindrit nettement la gravité de la rougeole, tout en laissant le bénéfice d'une immunité durable. C'est la *séro-atténuation*. Elle sera pratiquée chez les sujets résistants.

VII. — L'injection durant les deux ou trois premiers jours de la période d'invasion ne réalise qu'un *phénomène local d'inhibition* de l'éruption et la rougeole évolue sans modifications.

VIII. — *Le traitement de la rougeole confirmée* est plus inconstant; il exige des quantités de sérum assez considérables.

IX. — La dose à injecter varie de 3 à 8 cc. pour la prévention; de 20 à 100 cc. pour le traitement curatif.

X. — La prophylaxie par le sérum de convalescent a permis de réduire très notablement la mortalité, particulièrement dans les crèches et les agglomérations de nourrissons.

BIBLIOGRAPHIE

1. Apert. — Le signe de Koplik ; signe pathognomonique précoce de la rougeole. *Le Monde Médical,* 1921, p. 97.
2. D'Astros, P. Giraud, H. Morin et J. Raybaud. — Résultats de l'emploi de sérum de convalescents au cours d'une épidémie de rougeole. *Marseille Médical,* 5 septembre 1923, p. 929.
3. Aviragnet. — Société de Pédiatrie, 20 mars 1923.
4. Beutter. — Prophylaxie de la rougeole par les injections de sérum de convalescents. *La Loire Médicale,* avril 1923, p. 169.
5. Blacke (F.-G.) et Trask (J.-D.). — Studies on Measles acquired immunity following experimental measles. *Journ. of exper. med.,* mai 1921, p. 621.
6. Blechman et Geismar. — La prévention de la rougeole d'après les travaux américains. *Paris Médical,* 1921, p. 321.
7. Bonnin. — Recherches sur la rougeole expérimentale. *Gazette hebd. des Soc. méd. de Bordeaux,* sept. 1922.
8. Brewer. — The prevention of measle. *New-York M. J.,* 1921, p. 228.
9. Brownlee. — Public health administration in epidemics of measles. *Brit. Med. Journ.,* 1920, p. 534.

10. Brun (de). — La valeur du signe de Koplik dans la prophylaxie de la rougeole. *La Médecine*, déc. 1923, p. 234.

11. Combassédès et Joannon. — Rougeole et sérothérapie préventive dans le premier âge. *La Médecine*, déc. 1923, p. 209.

12. Cheinesse. — Les essais d'hématothérapie préventive et curative dans la rougeole. *La Presse Médicale*, 30 sept. 1922.

13. Cohn. — Ueber einen Todesfall, im Auschlusseiner Injektion Scharlchrekonvalescentserum. *.Berl. Klin Woch.*, 26 sept. 1921, p. 1154.

14. Comby. — Traitement préventif de la rougeole. *Archives de médecine des enfants*, octobre 1922.

15. Comby. -- Le microbe de la rougeole. *Archives de médecine des enfants*, nov. 1923, p. 686.

16. Debre et Ravina. — La rougeole modifiée par l'injection préventive de sérum de convalescent. *Soc. méd. des hôp.*, 2 févr. 1923, p. 226.

17. Debre, Bonnet et Broca. — L'emploi du sérum de convalescent en injection préventive dans un cas de rougeole congénitale. *Soc. de pédiatrie*, 10 juillet 1923.

18. Debre et Joannon. — Pratique de la séroprévention de la rougeole. *Revue d'hygiène*, août 1923, p. 705.

19. Debre et Joannon. — Le sérum de convalescent de rougeole, ses propriétés et son utilisation pratique. *Journ. Méd. Français*, oct. 1923, p. 422.

20. Debre. — Séroprévention et séroatténuation de la rougeole. *L'Hôpital*, janv. 1924 (A), p. 21.

21. Degwitz. — Ueber Versuche mit Masernrekonvalescentserum. *Zeitschr. f. Kinderheilk*, 1920, p. 134.

22. — Ueber Masernrekonvalescentserum. *Zeitschr. f. Kinderheilk.*, 1921, p. 171.

23. — Züchtung des Masernerregers und Masernschutzimpfungen mit lebenden Erregern. 33 *Tag. d. Deutsche esell. f. Kinderh.*, Iéna, 12-14 mai 1921.

24. Dopter. — La prévention de la rougeole par le sérum de convalescent. *Paris Médical*, 2 juin 1923, p. 504.

25. Duval, Charles (W.), et Rigny d'Aunoy. — La rougeole expérimentale; les effets du virus morbilleux sur le cobaye. *Journ. of exper. med.*, 1er février 1922, p. 257.

26. Galli. — Immunizatione contro il morbillo. *La Pediatra*, oct. 1922.

27. Glaser et Muller. — Ueber Masernschutzimpfung. *Med. Klin.*, 1921, p. 649.

28. Godlewski. — Le sérum paternel; observations cliniques et épidémiologiques de ses effets immunisants dans la rougeole. *Journ. Méd. Français*, oct. 1923, p. 431.

29. Harvier, de Brun et Decourt. — Résultats d'un essai de sérothérapie préventive antimorbilleuse. *Soc. de Pédiatrie*, 20 mars 1923.

30. Hermann. — Immunization against measles. *Arch. of pediatrics*, 1915, t. XXXII, p. 503.

31. Jong (S.-I. de) et Bernard (Et.). — *Bull. de la Soc. méd. des hôp.*, 23 mars 1923.

32. Kutter. — Masernschutz bei Rekonvalescentserum. *Zeitschr. f. Kinderheilk.*, 1921, t. XXIX, p. 90.

33. Lauze. — Prévention de la rougeole après injection de sang frais total citraté de convalescent. *Soc. des sciences médicales et biologiques du Languedoc Méditerranéen*, 1er avril 1923.

34. LEREBOULLET, MARIE (P.-L.) et BRIZARD. — La réaction de Shick dans la rougeole. *Bull. de la Soc. méd. des hôp.*, 29 juillet 1921.

35. MAGGIORE. — Immuno profilassi del morbillo. *La Pediatra,* 1921, t. XXIX, p. 873.

36. MAJOLI. — Traitement de la rougeole par le sérum de convalescent. *Policlinico,* 1915, n° 39.

37. MANCHOT et REICHE. — Ueber Schutzimpfungen gegen Masern mit Rekonvalescentserum. *Med. Klin.,* 1921, t. XVII, p. 1230.

38. MANIEL. — De la transfusion sous-cutanée dans un cas de rougeole grave. *Soc. de méd. militaire française,* 20 juillet 1922.

39. MARIE (P.-L.). — Recherches récentes sur la rougeole; la prophylaxie de la rougeole. *La Presse Médicale,* 27 mai 1912, p. 456.

40. — Recherches récentes sur la rougeole; rougeole expérimentale. *La Presse Médicale,* 19 août 1922, p. 711.

41. MARTIAL. — Prophylaxie de la rougeole. *Revue d'Hygiène,* 1919, p. 705.

42. MÉRY, GASTINEL et JOANNON. — La prophylaxie de la rougeole par le sérum de convalescents et ses indications. *Bull. de l'Académie de Médecine,* 6 févr. 1923.

43. NOBECOURT et PARAF. — Prophylaxie de la rougeole par les injections préventives de sérum de convalescent. *La Presse Méd.,* 10 juin 1922, p. 497.

44. NOBECOURT et DARRE. — Réactions méningées anatomiques et cliniques à la suite de l'injection intra-rachidienne de sérum humain dans un cas de maladie de Heine.Medin. *Soc. de Biologie,* 17 déc. 1910.

45. NICOLLE et CONSEIL. — Pouvoir préventif du sérum d'un malade convalescent de rougeole. *Bull. et Mém. de la Soc. méd. des hôp.*, 1918, n° 42, p. 337.

46. — Sur la prévention de certaines infections contagieuses, en particulier de la rougeole, par l'inoculation de sérum de convalescent. *Revue tunisienne des sciences médicales*, mars-avril 1920, n° 6.ô

47. — Prévention de la rougeole par l'inoculation du sérum ou du sang de convalescent. *Arch. des Inst. Pasteur de l'Afrique du Nord*, 1921, t. I, p. 139.

48. PFAUNDLER. — Zur Masernprophylaxie. *Münch Med. Woch.*, 1921, t. LXIX, p. 940.

49. RENAULT et LÉVY. — Absence d'anergie à la diphtérie dans la rougeole. *Bull. de la Soc. méd. des hôp.*, 11 juin 1920, p. 816.

50. RIBADEAU-DUMAS et BRISSAUD (E.). — Rougeole grave traitée par la transfusion. *Bull. de la Soc. méd. des hôp.*, 1918, t. XLII, p 110.

51 — Indications médicales de la transfusion du sang. *Le Journal Médical Français*, 1919, p. 210.

52. RICHARDSON et CONNOR. — Immunization against measles. *The Journ. of Amer. Med. Assoc.*, 1919, t. LXXII, p. 1046.

53. RIETSXCHEL. — Zur Masernprophylaxie nach Degwitz. *Zeits. f. Kinderheilk.*, 1921, t.XXIX, p. 127.

54. ROLLESTON. — La rougeole. *Medical science*, n° 6, mars 1921.

55. RUELLE. — La prophylaxie de la rougeole par l'injection préventive de sang citraté prélevé chez les convalescents. *Bruxelles Méd.*, 15 sept 1922.

56. Terrien. — Rougeole maligne et plasmothérapie. *Bull. de la Soc. méd. des hôp.*, 1919, p. 1134.

57. — Rougeole maligne et transmission chez le jeune enfant. *Rev. gén. de clin. et de thér.*, 1921 p. 38.

58. Torday. — Masernschutzimpfungen mit Rekonvalescentserum. *Zeitschr. f. Kinderheilk.*, 1921, t. XXIX, p. 90.

59. Torrès et Pacheco. — Immunisation contre la rougeole. *Arch. latino-amér. de pédiatrie*, 1920, p. 305.

60. Weill et Bocca. — Non contagion de la rougeole dans les six premiers mois de la vie. *Lyon Médical*, 25 août 1921.

61. Widal, Abraci et Brissaud. — Etudes sur certains phénomènes de choc observés en clinique. *La Presse Médicale*, 3 avril 1920 et 3 mars 1921.

62. Zschau. — Ueber Erfahrungen mit Masernrekonvalescentserum. *Münch med. Wochensch.*, 1921, t. LXVIII, p. 1047.

SERMENT

En présence des Maîtres de cette Ecole, de mes chers condisciples et devant l'effigie d'Hippocrate, je promets et je jure, au nom de l'Etre suprême, d'être fidèle aux lois de l'honneur et de la probité dans l'exercice de la Médecine. Je donnerai mes soins gratuits à l'indigent, et n'exigerai jamais un salaire au-dessus de mon travail. Admis dans l'intérieur des maisons, mes yeux ne verront pas ce qui s'y passe; ma langue taira les secrets qui me seront confiés, et mon état ne servira pas à corrompre les mœurs ni à favoriser le crime. Respectueux et reconnaissant envers mes Maîtres, je rendrai à leurs enfants l'instruction que j'ai reçue de leurs pères.

Que les hommes m'accordent leur estime si je suis fidèle à mes promesses! Que je sois couvert d'opprobre et méprisé de mes confrères si j'y manque!

www.ingramcontent.com/pod-product-compliance
Lightning Source LLC
LaVergne TN
LVHW011957160826
845678LV00002B/584